Eros Paradise

Sex -
ein Jung- und
Gesundbrunnen

Bibliografische Information
der Deutschen Bibliothek:
Die Deutsche Bibliothek ver-
zeichnet diese Publikation in
der Deutschen Nationalbi-
bliografie.
Detaillierte bibliografische
Daten sind im Internet über
http://dnb.ddb.de abrufbar.

© 2021 Eros Paradise
Herstellung und Verlag:
BoD - Books on Demand,
Norderstedt
ISBN 9783753491202
Titelbild: Brunnen in Paris
Foto: Eros Paradise

Inhaltsverzeichnis

Erster Brief

Sehr geehrter Herr Paradise,

ich habe gegenüber Ihrem Verlag den Wunsch geäußert, mit Ihnen zu korrespondieren. Danach bekam ich zwar nicht Ihren Namen jedoch Ihre Postfachadresse.

Alles hat eigentlich mit einer Ihrer romantischen Liebesgeschichten begonnen. Da ich seit dem Tod meines Mannes allein lebte, brachte mich Ihre mein Herz berührende Lovestory auf die Idee, noch einmal einen Partner zu suchen. Daher veröffentlichte ich im Dezember das folgende Zeitungsinserat:

'Attraktive, allein stehende Dame sucht allein stehenden Herrn zum Besuch des Weihnachtskonzerts in der Oper und für gemeinsame Spaziergänge.'

Da ich mein hohes Alter nicht erwähnt hatte, erhielt ich viele Zuschriften. Als leidenschaftliche Violinspielerin entschied ich mich für einen Klavierlehrer. Seit einem halben Jahr begleitet mich mein neuer Lebensgefährte täglich beim Spaziergengehen am Ufer des Rheins und beim Geigenspielen am Klavier.

Den 90. Geburtstag meines Lebensgefährten feierten wir vor vier Wochen in einem hoch über dem Rhein liegenden Hotel der Luxusklasse. Im gleichen Hotel feierten wir gestern meinen 90. Geburtstag. Dabei spielte mein Lebensgefährte das Klavierstück 'Aufforderung zum Tanz' von Carl Maria von Weber. Anschließend forderte er mich auf, mit ihm den Eröffnungswalzer zu tanzen. Als Geburtstagsgeschenk überreichte er mir ein rotes Päckchen und bat mich mit einem Augenzwinkern, dieses erst daheim zu öffnen. Nach dem Entfernen des Papiers traute ich meinen Augen nicht: Vor mir lag eine rote Reizwäschegarnitur mit einem Push-up-BH. In diesem Moment begriff ich: Bei meinem Klavierbegleiter spielt die Musik noch irgendwo anders.

Gleichzeitig erinnerte ich mich an einen Artikel über den starken Sexualtrieb des Mannes, in dem berichtet wurde:

Der Schauspieler Charlie Chaplin hat noch im Alter von 73 Jahren ein Kind gezeugt, Antony Quinn im Alter von 81 Jahren. Dem Weltrekordhalter, einem Mann in Australien, ist dies sogar noch im Alter von 93 Jahren gelungen. Da ich als Witwe bisher ganz gut ohne

Sex leben konnte, saß ich völlig schockiert vor dem roten Push-up-BH. Plötzlich kam mir eine Idee: Vielleicht hatte mein Partner nicht die passende Körbchengröße gekauft. Dann bräuchte ich die Reizwäsche gar nicht anziehen und könnte ihm das Geschenk mit meinem besten Dank zurückgeben. Nachdem ich den Push-up-BH angezogen hatte, betrachtete ich mich im Spiegel. Was für ein Pech! Der Büstenhalter passte perfekt.

Weshalb erzähle ich eigentlich Ihnen, einem Unbekannten, eine Story über die perfekt passende Größe meines Push-up-BH's, obwohl ich 40 Jahre Hemmungen hatte, mit meinem Mann über intime Themen zu sprechen? Ihre Bücher verraten ein großes medizinisches Fachwissen. Deshalb bin ich sicher: Hinter dem Pseudonym Eros Paradise verbirgt sich ein Arzt.

Der Push-up-BH, den ich nur als 'Aufforderung zum Sex' verstehen kann, konfrontiert mich mit einem starken Entscheidungsdruck. Ich benötige deshalb Ihren Rat: Mein Vater ist im Alter von 105 Jahren an einem Herzinfarkt gestorben. Mein Hausarzt hat mich über die wichtigsten Ursachen des Herzinfarkts informiert: Erhöhung von Blutzucker und Cholesterin sowie Bluthochdruck. Ich habe einen hohen

Blutdruck. Alle den Blutdruck senken-
den Medikamente vertrage ich leider
sehr schlecht.

Ist Ihnen eine Studie bekannt, die bei
Frauen eine Erhöhung des Herzin-
farktrisikos oder des Blutdrucks durch
regelmäßige sexuelle Aktivitäten be-
legt?

Ich kann nur hoffen, dass Sie eine die-
ser Fragen oder am besten beide in
Ihrem Antwortbrief bejahen. Dann hät-
te ich aufgrund meiner Anamnese ei-
nen triftigen, medizinischen Grund,
den perfekt passenden Push-up-BH
nicht anziehen zu müssen und könnte
mich auf das gemeinsame Tanzen, Mu-
sizieren und Spazierengehen mit mei-
nem Lebensgefährten beschränken.

Schicken Sie Ihre Antwort bitte an die
angegebene Postfachadresse.

Da der Verlag nicht bereit war, mir
Ihren Namen zu verraten, werde auch
ich meinen Brief nur mit einem Deck-
namen unterschreiben.

Mit freundlichen Grüßen

Eva

Zweiter Brief

Sehr geehrte Frau Eva,

2019 führte die Universität Michigan eine Studie mit 2204 Männern und Frauen im Alter von 57 bis 85 Jahren durch. Die Untersuchungsgruppe bestand aus einer sexuell aktiven Gruppe und einer gleich großen, enthaltsam lebenden Gruppe. Es wurde untersucht, wie häufig die Männer beziehungsweise Frauen der beiden Gruppen innerhalb eines Zeitraums von fünf Jahren an einem Herzinfarkt erkrankten.

Bei Männern, die mindestens einmal pro Woche Geschlechtsverkehr hatten, war das Risiko eines Herzinfarkts doppelt so hoch wie bei den ohne Sex lebenden Senioren. Im Gegensatz hierzu können ältere Frauen durch Sex das Herzinfarktrisiko senken. Gemäß einer Studie in der Zeitschrift 'Biological Psychology' kann Sex bei älteren Frauen auch den Blutdruck senken.

Ein oft zitierter Ausspruch Martin Luthers lautet: 'In der Woche zwier schadet weder ihm noch ihr, macht im Jahre hundertvier.' Die hierbei behauptete Unschädlichkeit eines zweimaligen Geschlechtsverkehrs pro Woche ist gemäß der Michigan Studie zwar für Frauen im höheren Alter zutreffend, nicht jedoch für Männer dieser Altersgruppe.

Da die 'Aufforderung zum Sex' einen Schock für Sie bedeutete, haben Sie aufgrund der Michigan Studie jetzt immerhin die Möglichkeit, Ihren Partner durch den Hinweis auf sein erhöhtes Herzinfarktrisiko von der Notwendiget einer maßvollen Häufigkeit des Geschlechtsverkehrs zu überzeugen und so den durch Ihren perfekt passenden Push-up-BH ausgelösten Entscheidungsdruck etwas zu vermindern. Gleichwohl befinden Sie sich aufgrund der Michigan Studie in einer schwierigen Lage:

Einerseits möchten Sie sicher das Herzinfarktrisiko Ihres Partners möglichst weit senken, indem Sie die Häufigkeit des Geschlechtsverkehrs auf niedrigem Niveau halten. Andererseits haben Sie die Möglichkeit, durch häufige Orgasmen Ihren Blutdruck zu senken und danach die Medikamente abzusetzen, welche Sie ja alle schlecht vertragen.

Mit freundlichen Grüßen

Eros Paradise

Dritter Brief

7. Juni

Sehr geehrter Herr Paradise,

Sie empfehlen uns, die Häufigkeit des Geschlechtsverkehrs 'auf niedrigem Niveau zu halten'. Dies wird meinem Liebhaber sicher schwer fallen, mir jedoch überhaupt nicht. Da ich diesen Brief im Schutz der Anonymität schreibe, gestehe ich Ihnen jetzt eine Tatsache, die mein Mann in 40 Ehejahren nie von mir erfahren hat: Ich habe beim Geschlechtsverkehr zwar eine schwache, sexuelle Erregung empfunden, bin jedoch nie zu einem Orgasmus gekommen. Diesen habe ich meinem Mann immer nur durch lautes Stöhnen vorgespielt, da es seiner Eitelkeit schmeichelte, mich zum Höhepunkt bringen zu können. Ich war freilich sehr enttäuscht, niemals einen Orgasmus zu bekommen, während er immer schon nach kürzester Zeit den Höhepunkt erlebte.
Da häufige Orgasmen bei älteren Frauen den Blutdruck senken, empfehlen Sie mir einen regelmäßigen Orgasmus. Kann eine Frau, die beim Geschlechtsverkehr noch nie den Höhepunkt erlebt hat, durch die

Selbstbefriedigung zum Orgasmus kommen? Sie werden überrascht sein, von mir zu erfahren, dass ich diese Frage nicht aufgrund eigenen Erlebens beantworten kann. Da ich in einem Internat streng religiös erzogen wurde, hatte die Selbstbefriedigung für mich den Makel einer schweren Sünde. Deshalb versuchte ich nie, auf diesem Weg einen Orgasmus zu erreichen. Sie haben in meinem Fall jedoch einen medizinischen Grund für den regelmäßigen Orgasmus geltend gemacht. Daher bitte ich Sie um die Beantwortung der folgenden Frage:
Durch welche Sebstbefriedigungsmethode kann ich am sichersten und schnellsten einen Orgasmus erreichen?
Um diesen überhaupt erkennen zu können, sollte ich über die charakteristischen Merkmale eines Orgasmus Bescheid wissen. Da ich noch nie in meinem Leben einen Orgasmus bekommen habe, bitte ich Sie, mich auch über die wichtigsten Merkmale des weiblichen Orgasmus zu informieren und diesen Brief baldmöglichst zu beantworten.

Mit freundlichen Grüßen

Eva

Vierter Brief

Sehr geehrte Frau Eva,

ich kenne Ihren Namen nicht. Auch Sie kennen meinen Namen nicht, da meine 48 Bücher in mehreren Sprachen unter verschiedenen Pseudonymen veröffentlicht wurden. Diese Anonymität erleichtert mir die sich aus Ihren Fragen ergebenden, den Intimbereich berührenden Antworten.
Ich kann mir vorstellen, wie frustrierend es für Sie war, 40 Jahre lang durch lautes Stöhnen einen nicht existierenden Orgasmus vortäuschen zu müssen. Dieses Schicksal teilen Sie allerdings mit vielen Frauen. Dies belegt eine bei 1417 Frauen durchgeführte Erhebung. Auf die Frage:
'Erreichen Sie beim Geschlechtsverkehr einen Orgasmus?' wurden folgende Antworten angekreuzt:
immer: 11%, oft: 17 %, in der Hälfte der Fälle: 17 %, selten 29 % und nie 26 %. Ein Viertel der Frauen ist also in der gleichen Situation wie Sie.
Aufgrund Ihrer streng religiösen Internatserziehung versuchten Sie nie, sich selbst zu befriedigen. In unserer aufgeklärten Gesellschaft hat sich die

Einstellung zur Selbstbefriedigung erfreulicherweise geändert. Die meisten Frauen und Männer erleben die Selbstbefriedigung heute als normale Spielart der Sexualität, und zwar bereits von Jugend an. Eine neue Umfrage ergab: Etwa die Hälfte aller 15-jährigen Mädchen hat sich schon eigenhändig einen Orgasmus beschert. Die Selbstbefriedigung kann auch den Sex zu zweit verbessern. Eine Frau, die beim Solosex entdeckt hat, was ihr besondere Lust bereitet, kann dies vom Partner wünschen und kommt dadurch öfter.

Ihre Frage, ob eine Frau, die beim Geschlechtsverkehr noch nie einen Höhepunkt erlebt hat, durch die Selbstbefriedigung zum Orgasmus kommen kann, lässt sich aufgrund der modernen Sexualforschung eindeutig bejahen.

Der Vater der Psychoanalyse, Sigmund Freud, vertrat die These: Nur wenn ein Penis in die Scheide (Vagina) eindringt, kann die Frau einen starken Orgasmus erleben (vaginaler Orgasmus). Diese These wurde von der modernen Sexualforschung widerlegt: Nur ein geringer Prozentsatz der Frauen kann allein durch die Bewegungen des von Sigmund Freud so hoch geschätzten 'Zauberstabs' einen

Orgasmus erreichen. In den meisten Fällen ist eine zusätzliche Stimulierung des Kitzlers erforderlich, die durch geeignete Körperbewegungen der Partner erfolgen kann.

Frauen, die beim Geschlechtsverkehr keinen Orgasmus erleben, können sich trotzdem durch die Stimulierung ihres Kitzlers (Klitoris) zum Höhepunkt bringen (klitoraler Orgasmus). Viele Frauen empfinden den durch die Selbstbefriedigung ausgelösten klitoralen Orgasmus sogar wesentlich lustvoller als den vaginalen Orgasmus. Dies ist vielleicht eine Erklärung für das überraschende Ergebnis einer 2007 durchgeführten amerikanischen Studie:

Bei Frauen, die in einer Partnerschaft leben, ist die Selbstbefriedigung etwa gleich häufig, wie bei allein lebenden Frauen.

Im Gegensatz zur These von Sigmund Freud gibt es sogar Frauen, die bereits durch sexuelle Fantasien zu einem starken Orgasmus kommen.

Sie fragen, welches der sicherste und schnellste Weg zum Orgasmus ist. Aus anatomischen Gründen empfehle ich Ihnen das Reiben an der Klitoris. Bei diesem Geschlechtsorgan handelt es sich nicht nur um eine kleine 'Lustperle', die Sie in der Scheide tasten

können. Die Stärke des klitoralen Or-
gasmus beruht darauf, dass die Klito-
ris 10 cm weit in die Scheide hinein-
reicht.

Beim Masturbieren steigt die Erre-
gungskurve bei Frauen steiler an als
bei Männern, da in der 'Lustperle' 800
Nerven enden, im 'besten Stück des
Mannes' jedoch nur 400. Die meisten
Frauen haben beim Reiben an ihrer
Lustperle keine Orgasmusprobleme.
Die Klitorisstimulierung ist deshalb
der von Ihnen gesuchte, sicherste und
schnellste Weg zu einer starken sexu-
ellen Erregung und zum Gipfel des Or-
gasmus.

Sie fragen mich nach den charakte-
ristischen Merkmalen, an denen Sie
einen Orgasmus erkennen können.
Diese Frage werde ich im Rahmen des
Vierphasenmodells der Sexualforscher
William Masters und Virginia Johnson
beantworten:

1. Die Erregungsphase
Durch die Erweiterung Ihrer Blutge-
fäße strömt mehr Blut in die äußeren
Geschlechtsorgane:

Schamlippen, Scheide und Klitoris
schwellen an. Ihre Scheide wird
feucht. Ihre Brüste schwellen an. Die
Brustwarzen richten sich auf. Ihre
Atmung wird schneller.

2. Die Plateauphase

Ihr Puls wird schneller.
Der Blutdruck erhöht sich. Die Span-
nung Ihrer Beckenmuskulatur nimmt
zu.
3. Der Orgasmus
Die Hormondrüsen schütten das
Glückshormon 'Dopamin' aus, welches
den ganzen Körper in Erregung ver-
setzt. Es kommt zu rhythmischen Zu-
sammenziehungen von Gebärmutter
und Scheide. Beim ekstatischen Or-
gasmus können bis zu 15 Muskelkon-
traktionen erfolgen. Ihre Pulsfrequenz
kann sich verdoppeln.
Die durchschnittliche Dauer des Or-
gasmus beträgt bei der Frau bis zu
einer Minute, beim Mann zwischen 3
und 12 Sekunden. Im Gegensatz zum
Mann kann die Frau in kurzer zeitli-
cher Abfolge mehrere Höhepunkte
nacheinander erleben (sogenannter
multipler Orgasmus).
4. Die Entspamnungsphase
Ihre Herzkreislauffunktionen norma-
lisieren sich. Das Abschwellen der
Scheide dauert etwa 15 Minuten, bei
den Schamlippen kann die Dauer bis
zu 3 Stunden betragen.

Mit freundlichen Grüßen

Eros Paradise

Fünfter Brief

15. Juni

Sehr geehrter Herr Paradise,

auf der Suche nach einem Lineal habe ich in der Schublade meiner Partnerin zufällig Duplikate der Briefe gefunden, die sie Ihnen am 2. und 7. Juni geschrieben hat. Daher erlaube ich mir, Ihnen ebenfalls einige Fragen zu stellen: Seit einiger Zeit habe ich Probleme mit der Erektion. Die für den Geschlechtsverkehr erforderliche, länger dauernde Erektion bleibt immer wieder aus. Aufgrund dieser Erektionsstörungen hat sich meine langjährige Partnerin von mir getrennt. Welche Ursachen kommen für das Auftreten der Impotenz in Betracht? Welche Therapiemöglichkeiten gibt es?
Meine Partnerin hat sich bis heute noch nicht für mein Geburtstagsgeschenk bedankt. Durch das Lesen des Briefes, den sie am 2. Juni an Sie geschrieben hat, erhielt ich Kenntnis von ihrem Schock beim Anblick der roten Reizwäsche. Deshalb habe ich den Entschluss gefasst, ihr morgen das folgende, für mich sehr peinliche Geständnis zu machen: Seit ich Erektionsprobleme habe, gibt es für mich

nur noch einen Weg zur starken Erregung: der Anblick einer mit Reizwäsche bekleideten Frau. Diesen Weg entdeckte ich allerdings erst, nachdem meine frühere Partnerin mich bereits verlassen hatte. Deshalb habe ich meiner neuen Partnerin, die trotz ihres hohen Alters noch einen turbogeilen Busen besitzt, die rote Reizwäsche zum 90. Geburtstag geschenkt. Als ich mir abends in meiner Fantasie ausmalte, wie sie mit dem Push-up-BH vor dem Spiegel steht und ihre prallen Brüste betrachtet, bekam ich sofort eine Turboerektion.

Erstaunlicherweise fällt es mir nicht schwer, Ihnen meine perverse Neigung zu gestehen, obwohl ich in den letzten zwei Wochen nicht den Mut aufgebracht habe, mich gegenüber meiner Partnerin zu outen.

Hoffentlich können Sie mir aus medizinischer Sicht erklären, weshalb ich nur durch den Anblick einer mit Reizwäsche bekleideten Frau zu einer sexuellen Erregung kommen kann.

Leider erfuhr ich durch das Lesen des Briefes, den meine Partnerin am 7. Juni an Sie geschrieben hat, dass sie beim Geschlechtsverkehr zwar eine schwache, sexuelle Erregung empfindet, jedoch nie einen Orgasmus bekommt. Ich würde sie gern durch die

Stimulierung ihrer erogenen Zonen zu einer starken Erregung und zum Höhepunkt bringen. Meine frühere Partnerin wollte immer ohne langes Vorspiel zum Geschlechtsverkehr übergehen, da dieser bei ihr einen multiplen Orgasmus auslöste. Deshalb hatte ich bisher noch keine Gelegenheit, die erogenen Zonen des weiblichen Körpers gründlich zu erforschen. Ich bitte Sie daher um die Beantwortung der folgenden Fragen:

Wo liegen die erogenen Zonen der Frau? Über welche Zonen kann ich meine Liebste am besten zu einem turbogeilen Orgasmus bringen?

Hoffentlich spricht der hohe Blutdruck, den meine Partnerin in ihrem Brief vom 2. Juni erwähnt hat, aus medizinischer Sicht nicht gegen sexuelle Aktivitäten. Sonst müssten wir uns in Zukunft leider auf die Spaziergänge am Ufer des Rheins sowie das Musizieren und Tanzen beschränken.

Da meine Partnerin ihre beiden Briefe mit einem Decknamen unterschrieben hat, werde auch ich diesen Brief mit einem Decknamen unterschreiben, um die Anonymität zu schützen.

Mit freundlichen Grüßen

Adam

Sechster Brief

Sehr geehrter Herr Adam,

da die beiden Briefe Ihrer Partnerin Eva von Ihnen nicht nur gefunden sondern auch gelesen wurden, rate ich Ihnen, mein heutiges Schreiben, das sehr intime Probleme der männlichen Sexualität behandelt, möglichst gut vor Ihrer Partnerin zu verstecken.

In Köln wurde von 1998 - 2000 eine Umfrage bei 4489 Männern im Alter von 30 bis 80 Jahren durchgeführt. Es wurden folgende Fragen gestellt:

Sind Sie sexuell aktiv? Gruppe 30 - 39 Jahre: ja 96%, Gruppe 70-80 Jahre: ja 71 %. Sind Sie wöchentlich sexuell aktiv? Junge Gruppe: ja 92 %, alte Gruppe: ja 41 %. Haben Sie Probleme mit der Erektion? Junge Gruppe: ja 2 %, alte Gruppe: ja 53 %.

Mehr als die Hälfte der über 70 Jahre alten Männer hat also Probleme mit der Erektion. Dabei sind Sie noch in einer komfortablen Lage, da Sie durch die sexuelle Fantasie einer mit Reizwäsche bekleideten Frau sofort eine 'Turboerektion' bekommen.

Aus den in Ihrem Brief gemachten Angaben lässt sich die Diagnose

'Impotenz' nicht mit Sicherheit ablei-
ten. Nur wenn eine ausreichende
Erektion in rund 70 % der Versuche
ausbleibt und diese Probleme mindestens 6 Monate lang bestehen, sind
die Voraussetzungen für die Diagnose
'Impotenz' erfüllt.

Die Impotenz wird in 70 % der Fälle
durch körperliche Faktoren verursacht
(z. Bsp. Herzkreislaufstörungen, Dia-
betes mellitus). Bei der Arterioskle-
ro-se gelangt aufgrund der Gefäßverkal-
kung nicht genug Blut in den Penis.
Die Blutmenge in den Schwellkörpern
reicht daher für seine Versteifung
nicht aus.

In einem Teil der Fälle sind psychische
Ursachen für die Impotenz verant-
wortlich (z. Bsp. Stress, Depressionen,
Partnerschaftsprobleme).

Der Males-Studie entnehme ich:

Nur 58 Prozent der impotenten
Männer begeben sich in ärztliche
Behandlung, obwohl aufgrund von
diagnostischen und therapeutischen
Fortschritten die Erfolgsaussichten
um so besser sind, je früher die Behandlung beginnt.

Für die Diagnostik wird die Ultra-
schalluntersuchung der Blutgefäße
des Penis eingesetzt. Zusätzlich die
Tumeszenzmessung: Mit einem Gerät
kann man den Schwellungsgrad des

Penis im Verlauf der Nacht messen lassen. Wenn spontane Erektionen aufgezeichnet werden, beweist dies einen funktionierenden Erektionsmechanismus, der in Ihrem Fall natürlich vorhanden ist, da Sie durch die sexuelle Fantasie einer mit Reizwäsche bekleideten Frau sofort eine 'Turboerektion' bekommen.

Zur Behandlung der Impotenz können Sie sich Medikamente vom Arzt verschreiben lassen. Durch die PDE-5 Hemmer füllen sich Ihre Schwellkörper mit Blut, wodurch es zu einer Versteifung des Gliedes kommt. Die Wirkung dieser Medikamente setzt erst ein, wenn Sie eine sexuelle Erregung spüren.

Falls Tabletten aus medizinischen Gründen nicht für Sie in Frage kommen, können Sie den Wirkstoff in einen Schwellkörper des Penis spritzen (Schwellkörper - Autoinjektionstherapie). Oder Sie verabreichen sich den Wirkstoff über einen in die Harnröhre eingeführten Applikator aus Plastik.

Mit der Vakuumpumpe können Sie einen Unterdruck erzeugen, der Blut in den Penis saugt. Durch einen um die Peniswurzel gelegten Gummiring wird das rasche Abfließen des Blutes aus den Schwellkörpern verhindert.

Sie fragen mich, weshalb Sie nur durch den Anblick einer mit Reizwäsche bekleideten Frau sexuell erregt werden. Wenn eine Person nur durch ein bestimmtes Objekt zur sexuellen Erregung und zum Orgasmus kommen kann, spricht man in der Medizin von 'Fetischismus'. Die Ursache dieser sexuellen Abweichung ist noch nicht geklärt. Unter 'Fetisch' versteht man ein unbelebtes Objekt, auf das der Fetischist sein Interesse richtet. In den meisten Fällen handelt es sich dabei um Kleidungsstücke. Der Fetischist bittet seine Partnerin, ein bestimmtes Kleidungsstück, z. Bsp. einen roten Reizwäsche-Push-up-BH, beim Geschlechtsververkehr zu tragen. Sie schreiben mir, wie peinlich es Ihnen war, Ihrer Lebensgefährtin den eigentlichen Grund für Ihr ausgefallenes Geburtstagsgeschenk zu gestehen. Hierfür besteht keinerlei Notwendigkeit. Die moderne Sexualwissenschft betrachtet den Fetischismus, der fast ausschließlich bei Männern auftritt, nicht als Perversion, sondern lediglich als harmlose sexuelle Marotte.

Sie befinden sich mit dieser Marotte in der besten literarischen Gesellschaft. Ein klassisches Beispiel für Fetischismus finden wir bereits in Goethes 'Faust'. Im ersten Teil des Dramas verrät Doktor Faust seine Neigung zum Fetischismus, indem er Mephisto auffordert, einen Fetisch von Gretchen zu besorgen:

Schaff mir etwas vom Engelsschatz!
Führ mich an ihren Ruheplatz!
Schaff mir ein Halstuch von ihrer Brust
Ein Strumpfband meiner Liebeslust!

Abschließend beantworte ich Ihre Frage nach den erogenen Zonen des weiblichen Körpers. Die zärtliche Stimulierung dieser sensiblen Areale erfolgt im Rahmen des Vorspiels. In der ersten Phase sollten Sie die Gefühle Ihrer Partnerin in Wallung bringen:
Küssen Sie zärtlich ihre geschlossenen Augenlider und den Mund. Verwöhnen Sie die Ohrmuschel und das Ohrläppchen durch Zungenspiele und sanftes Knabbern. Flüstern Sie zärtliche Worte in ihr Ohr. Saugen Sie sanft an Hals und Nacken. Erregen Sie die Handinnenflächen und Fingerspitzen durch eine leichte Massage oder sanftes Streicheln. Lecken und lutschen Sie an den Fingern. Verwöhnen Sie mit Ihrer flinken Zunge geduldig ihre gesamte Bauchdecke und vor allem den Nabel. Wenn Sie diese erogenen

Zonen über einen längeren Zeitraum stimulieren, werden warme Wellen der Wollust durch den ganzen Körper Ihrer Liebsten strömen.

In der zweiten Phase des Vorspiels sollten Sie diese Wollust durch die Stimulierung der stark erogenen Zonen immer mehr steigern. Der Lendenwirbelbereich gehört aufgrund der die Wirbelsäule begleitenden Nerven zu den stark erogenen Zonen. Indem Sie mit den Fingern entlang der Wirbelsäule auf und ab fahren, werden Sie Ihrer Liebsten wohlige Schauer über den Rücken jagen. Durch die sanfte Massage der Innenseiten ihrer Oberschenkel wird sie ein angenehmes Kribbeln und Vorfreude auf noch intimere Berührungen empfinden. Drücken Sie mit dem Handballen leicht auf ihren Venushügel und streicheln Sie zärtlich mit den Fingerspitzen die angeschwollenen Schamlippen. Wenn Sie als routinierter Klavierspieler Ihre Fingerübungen auf diesen erogenen Zonen Ihrer Liebsten machen, werden Sie dem Instrument ihres Körpers die lustvollsten Töne entlocken. Die immer größeren Wellen der Wollust können jedoch ihre Liebste nur dann zum Gipfel des Höhepunkts tragen, wenn das 'Orgasmusareal' im Gehirn erregt wird. Abgesehen vom

Geschlechtsverkehr kann man(n) die Frau am besten auf zwei Wegen zum Höhepunkt bringen: entweder durch die Stimulierung der Lustperle oder durch die Erregung der angeschwollenen Brüste. Diese beiden erogenen Zonen senden Nervenimpulse an das 'Orgasmusareal' im Gehirn. Die Stimulierung der Lustperle erfolgt durch die Finger oder beim sogenannten Cunnilingus. Dieser Begriff wurde aus den lateinischen Worten cunnus / weibliche Scham und lingua / Zunge gebildet. Bei dieser Sexualpraktik erregt der Mann die Schamlippen, den Scheidenvorhof und die Lustperle mit Lippen und Zunge. Dabei sollte man unbedingt ein sogenanntes 'Lecktuch' benutzen. Hierbei handelt es sich um eine sehr dünne Latexfolie, die beim Oralsex über den Scheideneingang gelegt wird, um sich vor der Übertragung von Krankheitserregern zu schützen. Das Lecktuch kann im Internet bestellt werden.

Da gemäß einer Umfrage in Deutschland nur 48 Prozent der Frauen durch den Cunnilingus befriedigt werden, weiß ich natürlich nicht, ob Sie und Ihre Partnerin an dieser Sexualpraktik interessiert sind.

Durch die Erregung der Brüste können Sie den Orgasmus leider nicht *auslösen, da Ihre Partnerin ja immer den Push-up-BH tragen muss.*

Zum Schluss gebe ich Ihnen noch einen wichtigen Rat:

Beim Geschlechtsverkehr steigt die Erregungskurve der Frau viel langsamer an als die Erregungskurve des Mannes. Deshalb sollten Sie die Fingerübungen auf den erogenen Zonen Ihrer Partnerin über einen möglichst langen Zeitraum ausdehnen. Nur dann kann die langsam ansteigende Erregungskurve Ihrer Partnerin die Orgasmusschwelle überschreiten. Unter Orgasmusschwelle versteht man die Erregungshöhe, ab der ein Orgasmus ausgelöst werden kann.

Mit freundlichen Grüßen

Eros Paradise

Siebter Brief

25. Juli

Sehr geehrter Herr Paradise,

gestern habe ich meine Leibrente für die Monate Mai und Juni in Höhe von 20 000 Euro vom Bankkonto abgehoben. Als ich das Geld im Klavier verstecken wollte, fand ich dort den Brief, welchen Sie meinem Schatz am 20. Juni geschrieben haben.

Schmunzelnd las ich Ihren Rat, den Brief möglichst gut vor mir zu verstecken. Glücklicherweise ist mein Schatz am 13. Juni vom Altersheim zu mir umgezogen. Sonst hätte ich Ihren sehr interessanten Brief vielleicht nie gefunden. Aufgrund meiner strengen Internatserziehung weiß ich zwar, wie ungehörig es ist, einen gefundenen Brief zu lesen. Da mein Schatz sich jedoch so viel Mühe gemacht hatte, ein absolut sicheres Versteck für den Brief zu finden, konnte ich letztendlich der Versuchung nicht widerstehen, genau dies zu tun.

Ihre Bemerkung, mein Schatz befinde sich im Hinblick auf die altersbedingten Erektionsprobleme in einer komfortablen Lage, kann ich nach der Lektüre Ihres Briefes nur bestätigen.

Während andere Männer seiner Altersgruppe, bei denen eine Behandlung der Erektionsprobleme durch Tabletten aus medizinischen Gründen nicht möglich ist, einen bestimmten Wirkstoff in ihren Penis spritzen müssen, um eine starke und langdauernde Erektion zu erreichen, braucht mein Schatz nur meinen hübschen Push-up-BH und seinen noch hübscheren Inhalt anschauen, um sofort eine 'Turboerektion' zu bekommen.

Aufgrund dieser komfortablen Lage ist er auch nicht bereit, sich zur Therapie seiner Erektionsprobleme in ärztliche Behandlung zu begeben. Als ich zu ihm sagte:

"In meiner Frauenzeitschrift wurde eine Vakuumpumpe für Männer mit Erektionsproblemen empfohlen," antwortete er:

"Es gibt eine viel lustvollere Art, bei mir ein Vakuum zu erzeugen, aber ich geniere mich, mit dir darüber zu sprechen."

Die Tipps, welche Sie meinem Schatz für die erste und zweite Phase des Vorspiels gegeben haben, hatten bei mir eine 'turbogeile' Wirkung, wie mein Schatz sagen würde.

Aufgrund der Geschicklichkeit seiner Finger, die er dem Klavierspiel verdankt, führt die langdauernde

Stimulierung meiner erogenen Zonen jedes Mal zu einer starken sexuellen Erregung.

Am 21. Juni schrieb ich den folgenden Text in mein Tagebuch:

'Heute hatte ich zum ersten Mal in meinem Leben einen Orgasmus beim Geschlechtsverkehr. In Zukunft muss ich meinem Schatz den Orgasmus nicht mehr durch lautes Stöhnen vorspielen.'

Ich würde gern Sex im Dunkeln machen. Wir müssen jedoch immer das Licht brennen lassen, damit mein Schatz den Push-up-BH sehen kann.

Durch Ihren Brief erfuhr ich:

Abgesehen vom Geschlechtsverkehr kann man(n) die Frau am besten auf zwei Wegen zum Orgasmus bringen: durch die Stimulierung der Lustperle oder der Brüste. Ich würde mich eigentlich lieber durch die Erregung der Brüste als durch die Stimulierung der Klitoris zum Höhepunkt bringen lassen. Dies ist jedoch leider nicht möglich, da ich immer den Push-up-BH tragen muss.

Da Sie mich am 4. Juni auf das erhöhte Herzinfarktrisiko für meinen Schatz im Fall eines häufigen Geschlechtsverkehrs hingewiesen haben, beschränken wir uns auf einen Geschlechtsverkehr pro Monat. Mein Liebster bringt mich allerdings jede Woche zweimal durch die langdauernde Stimulierung meiner erogenen Zonen zum klitoralen Orgasmus. Bei meinem Ehemann war das Vorspiel immer sehr kurz, da er sehr schnell zum Höhepunkt kam. Deshalb hatte ich bisher keine Gelegenheit, die erogenen Zonen des männlichen Körpers gründlich zu erforschen. Da mein Schatz mit den von Ihnen empfohlenen Stimulierungen meiner erogenen Zonen dem 'Instrument meines Körpers die lustvollsten Töne entlockt' würde ich gern auch ihm Töne der Ekstase entlocken und so zu einem 'Duett der Lust' kommen. Deshalb bitte ich Sie um die Beantwortung der folgenden Frage:

Wo liegen bei meinem Schatz die stark erogenen Zonen? Ich hoffe inständig, dank der Geschicklichkeit meiner Finger, die ich dem Geigenspielen verdanke, bei der Stimulierung der erogenen Zonen genauso erfolgreich zu sein wie mein Schatz. In diesem Fall bräuchte er vielleicht in Zukunft den Anblick meines BH's nicht mehr und unser 'Duett der Lust' könnte endlich im Dunkeln erklingen.

Mit freundlichen Grüßen

Eva

Achter Brief

Sehr geehrte Frau Eva,

in dem von Ihnen im Klavier entdeckten Brief haben Sie einen Abschnitt über die erogenen Zonen der Frau gelesen, welche man(n) in der ersten Phase des Vorspiels stimulieren sollte. Da diese Zonen bei Frau und Mann identisch sind, kann ich mir ihre Aufzählung ersparen und Sie können sich in der ersten Phase des Vorspiels darauf beschränken, die Stimulierungen Ihres Partners zu wiederholen und so gewissermaßen vierhändig auf dem 'Klavier der Lust' spielen.

In der zweiten Phase des Vorspiels sollten Sie vom Piano der schwach erogenen Zonen zum Forte der stark erogenen Zonen übergehen, die alle im Genitalbereich liegen.

Die Region zwischen After und Hodensack ist stark erogen. Eine Massage mit den Fingern direkt hinter dem Hodensack wird Ihren Liebsten stark erregen, da hierdurch die Prostata von außen stimuliert wird.

Danach sollten Sie zum Verwöhnprogramm rund um die Eichel übergehen. Diese ist das männliche Gegenstück zur weiblichen Lustperle. Aufgrund ihrer dünnen Haut ist sie sehr empfindlich. Der Eichelrand (Übergang zwischen Eichel und Penisschaft) ist besonders erogen.

Mit dem sogenannten F-Punkt des Mannes ist das Frenulumbändchen gemeint, welches die Eichel mit dem Penisschaft verbindet. Es bildet zusammen mit der Eichel die am stärksten erogene Zone und eignet sich daher als Hauptthema für Ihre 'Sonate der Lust'. Das Thema wird in zwei Variationen durchgeführt: Massage mit dem Daumen und Stimulierung mit der Zunge.

Für die Koda Ihrer 'Sonate der Lust' kommt nur eine Zone Ihres Liebsten in Frage: sein bestes Stück. Bei der Erregung seines 'Zauberstabs' sollten Sie mit einem zärtlichen Adagio der Lust beginnen und diese allmählich über das Allegro der Ekstase bis zum Presto des Orgasmus steigern.

Neulich habe ich einen hierzu passenden Witz gelesen:

Ein deutscher Tourist lässt sich in einem schwedischen Wellnesshotel eine Vollmassage geben. Nach dem Massieren der Oberschenkel richtet sich die blonde Masseurin auf und fragt ihn freundlich lächelnd, ob er auch Schwede sei:

"Också svenske?"
Darauf der Deutsche strahlend:
"Ja, sehr gern. Ich bitte darum."
Der Hinweis Ihres Partners auf eine
Sexualpraktik, über die er nicht mit
Ihnen sprechen wollte, bezog sich auf
den Oralverkehr. Bei dieser Sexual-
praktik nimmt die Frau seinen Zauber-
stab in den Mund und stimuliert ihn
mit Lippen und Zunge sowie durch
Lutschen und Blasen. Das Saugen am
Penis wird als Fellatio bezeichnet (ab-
geleitet vom lateinischen Wort fellare /
saugen). In ähnlicher Weise wie bei
der in Ihrer Frauenzeitschrift erwähn-
ten Vakuumpumpe entsteht durch das
Saugen ein Unterdruck, der Blut in
den Penis zieht und dadurch die
Erektion verstärkt.
Bei der Fellatio und beim Zungenver-
wöhnprogramm der Eichel sollte die
Übertragung von Krankheitserregern
durch die Verwendung eines Kondoms
verhindert werden. Für diesen Zweck
gibt es Kondome mit verschiedenen
Geschmacksrichtungen.
Da gemäß einer Umfrage in Deutsch-
land nur 56 Prozent der Männer durch
die Fellatio befriedigt werden, weiß
ich natürlich nicht, ob Sie zu dieser
Sexualpraktik überhaupt bereit sind.
Wenn zwei Partner unterschiedlich
stark auf die Stimulierung der

erogenen Zonen reagieren bzw. unterschiedlich stark stimuliert werden, erschwert dies die Auslösung eines Orgasmus bei beiden Partnern. Wenn zum Beispiel der Mann sehr stark stimuliert wird, kann er sehr schnell zum Orgasmus kommen. Da die Erregungskurve bei der Frau langsamer ansteigt als beim Mann, liegt sie zu diesem frühen Zeitpunkt noch unter der Orgasmusschwelle. Die Frau hat daher keine Chance, einen Orgasmus zu erleben.

Je länger die gegenseitige Stimulierung der erogenen Zonen dauert, desto größer ist die Chance, dass die Erregungskurven beider Partner über der Orgasmusschwelle liegen und dadurch beide Partner zum Orgasmus kommen. Da die Erregungskuve bei der Frau langsamer ansteigt als beim Mann, sollte zuerst der Mann die Frau zum Orgasmus bringen. Danach sollte die Frau dem Mann einen Höhepunkt bescheren.

Vor dem Hintergrund dieser Theorie werde ich Ihnen nun erklären, weshalb Sie beim ehelichen Verkehr nie einen Orgasmus erlebten.

Sie schrieben mir am 7. Juni, dass Ihr Mann immer schon nach einem sehr kurzen Vorspiel zum Höhepunkt kam. Ihre Erregungskurve lag zu diesem

Zeitpunkt aufgrund des kurzen Vorspiels noch weit unterhalb der Orgasmusschwelle. Dies konnte Ihr Mann freilich nicht erkennen, da Sie ihm jedes Mal durch lautes Stöhnen einen Orgasmus vorgespielt haben.

Aufgrund Ihrer religiösen Erziehung waren Sie auch nicht bereit, sich nach dem Orgasmus Ihres Mannes eigenhändig einen Orgasmus zu bescheren. Deshalb haben Sie in 40 Ehejahren niemals einen Orgasmus beim Geschlechtsverkehr erlebt.

Abschließend erkläre ich Ihnen, weshalb Sie beim Geschlechtsverkehr mit Ihrem jetzigen Partner einen Orgasmus bekommen. Wie Sie in dem von Ihnen gefundenen Brief lesen konnten, gab ich Ihrem Partner den Rat, das Vorspiel über einen möglichst langen Zeitraum auszudehnen, damit Ihre langsam ansteigende Erregungskurve die Orgasmusschwelle übersteigen kann. Durch seine langdauernde Stimulierung Ihrer erogenen Zonen steigt Ihre Erregungskurve über die Orgasmusschwelle. Deshalb erleben Sie bei jedem 'Duett der Lust' einen Orgasmus.

Mit freundlichen Grüßen

Eros Paradise

Neunter Brief

Mein Liebster,

da wir wegen der Wienreise, die ich im Preisausschreiben gewonnen habe, vier Tage getrennt sind, nutze ich diese Gelegenheit, um dir einmal in schriftlicher Form für alles zu danken, was ich in diesem Jahr mit dir erleben durfte. Hier in der Hauptstadt der Musik denke ich dabei vor allem an die schönen Sonaten, die wir am Tag leidenschaftlich gern, in der Nacht jedoch gern leidenschaftlich zusammen spielen.

Da uns das Weihnachtskonzert in der Oper im letzten Jahr sehr gut gefiel, bitte ich dich, die Karten für das diesjährige Weihnachtskonzert baldmöglichst zu reservieren.

Über die 'Aufforderung zum Tanz', die du an meinem 90. Geburtstag auf dem Klavier gespielt hast, freute ich mich sehr.

Als ich am Abend die rote Reizwäsche in deinem Geburtstagspäckchen fand, war ich über diese 'Aufforderung zum Sex' ziemlich perplex.

Aufgrund meines hohen Alters fragte ich meinen Hausarzt am nächsten Tag, ob mein hoher Blutdruck gegen sexuelle Aktivitäten spricht. Als er dies verneinte und mir grünes Licht für den Sex mit der roten Reizwäsche gab, fuhr ich sofort nach Hause, um die Reizwäsche anzuprobieren. Erfreulicherweise hattest du die richtige Körbchengröße gekauft. Nachdem ich den Push-up-BH angezogen hatte, betrachtete ich mich im Spiegel. Was für ein Glück! Der Push-up-BH passte perfekt.

Aufgrund der Geschicklichkeit meiner Finger, die ich dem Geigenspielen verdanke, reagierst du überraschend stark auf die Stimulierung deiner erogenen Zonen. Deshalb konnte ich am 1. August in mein Tagebuch schreiben:

'Gestern hat mein Schatz zum ersten Mal einen Orgasmus ohne Reizwäsche bekommen. In Zukunft wird unser 'Duett der Lust' im Dunkeln erklingen und ich kann endlich durch die langersehnte Stimulierung meiner Brüste zum Höhepunkt kommen.'

Im Rahmen des ehelichen Pflichtverkehrs dauerte mein Orgasmus nie länger als der Orgasmus meines Mannes, also nur wenige Sekunden. Du jedoch, mein Liebster, bringst mich jedes Mal zu einem minutenlangen, multiplen Orgasmus. Nach unserem letzten 'Duett der Lust' meinte die seit August im Erdgeschoss unserer Villa wohnende, vornehme Dame etwas indigniert:

"Heute nacht bin ich durch Ihr lautes Stöhnen aufgewacht. Geht es im Alter von 80 Jahren nicht auch etwas leiser?"

Dieser Satz machte mir plötzlich klar: Aufgrund des Jungbrunnens unserer 'Duette der Lust' sehe ich jetzt 10 Jahre jünger aus.

(Ich erlaube mir, den Brief für einen Kommentar zu unterbrechen: Eine vom Royal Edinburgh Hospital durchgeführte Studie mit 3500 Probanden im Alter von 18 bis 102 Jahren ergab: Ein aktives Liebesleben trägt wesentlich dazu bei, jünger auszusehen).

Wie gut der Sex für die Gesundheit ist, habe ich leider erst im Alter von 90 Jahren entdeckt. Bevor wir uns kennen lernten, hatte ich häufig Infektionskrankheiten. Seit einem Jahr ist dies nicht mehr der Fall.

(Gestatten Sie mir, verehrte Leserinnen und Leser, den Brief zu unterbrechen und Ihnen eine medizinische Erklärung hierfür zu geben:

Im Alter wird das Immunsystem des Körpers schwächer. Deshalb sollten Personen, die über 60 Jahre alt sind, unbedingt an der jährlichen Grippeimpfung teilnehmen, da der Impfstoff spezifische Antikörper gegen bestimmte Grippeviren generiert.

Es gibt jedoch zusätzlich eine sehr angenehme Methode, um die allgemeine Abwehrkraft des Immunsystems zu erhöhen: regelmäßige sexuelle Aktivitäten.

Dies wurde durch die folgende Studie der Eidgenössischen Technischen Hochschule in Zürich bewiesen: Bei Männern wurde die Zahl der im Blut vorhandenen 'Killerzellen' vor und nach einem durch Masturbation ausgelösten Orgasmus ermittelt. Das überraschende Ergebnis: Durch den Orgasmus hat sich die Zahl der 'Killerzellen' verdoppelt. 'Killerzellen' sind die wichtigste Waffe des Immunsystems gegen in den Körper eindringende Krankheitserreger. Sie erkennen Zellen, die mit Krankheitserregern infiziert sind und töten diese Zellen ab.

Eine andere Studie ergab:

Ein- bis zweimal Sex pro Woche führt zu einem Anstieg des Antikörpers Immunglobulin A um 30 Prozent. Das Immunglobulin A tötet mit Viren infizierte Zellen auf Schleimhäuten ab.

Der Gesundbrunnen regelmäßiger sexueller Aktivitäten unterstützt also das Immunsystem beim Kampf gegen Krankheitserreger und leistet dadurch einen wichtigen Beitrag zum Schutz gegen Infektionskrankheiten.

Außerdem bewältige ich Stresssituationen viel besser als früher.

(Gestatten Sie mir, auch diese Erfahrung von Frau Eva durch einen Kommentar zu ergänzen: Im Rahmen einer wissenschaftlichen Studie wurden Frauen einer standardisierten Stressdosis ausgesetzt. Die Frauen der ersten Untersuchungsgruppe, welche vorher eine erotische Massage von ihrem Partner bekamen, schütteten geringere Mengen des Stresshormons 'Cortisol' aus, als die vorher nicht massierten Frauen der Vergleichsgruppe).

Bevor wir uns kennen lernten hatte ich oft Ein- und Durchschlafstörungen. Nach unserem 'Duett der Lust' versinke ich jedes Mal in einen tiefen Schlaf und wache erst am Morgen wieder auf. Eine Erklärung für diesen erquickenden, gesunden Schlaf fand ich in einer Frauenzeitschrift:

Eine amerikanische Studie mit 1800 Teilnehmern stellte fest: Während des Orgasmus wird das Gehirn von dem Hormon 'Oxytocin' durchströmt, das eine einschläfernde Wirkung hat.

Durch den Gesundbrunnen unserer 'Duette der Lust' haben sich die altersbedingten Fettpolster bei dir und mir erfreulicherweise zurückgebildet. In der gleichen Zeitschrift las ich:

Eine Studie der kanadischen Universität Quebec kam zu folgendem Ergebnis:

Während einer Stunde Sex verbrennen Männer 100 Kalorien und Frauen 70 Kalorien.

Meine Migräneschmerzen haben sich durch unsere regelmäßigen sexuellen Aktivitäten wesentlich gebessert. In der gleichen Zeitschrift las ich:

Das beim Sex ausgeschüttete Hormon 'Endorphin' hat eine ähnliche chemische Struktur wie das 'Morphin' und lindert daher Menstruationsbeschwerden und Migräneschmerzen.

Hoffentlich wurde dieser Artikel nicht von Männern gelesen. Sonst haben wir Frauen nicht mehr die Möglichkeit, wenn uns nicht nach Sex zumute ist, diesen mit dem Hinweis auf unsere Migräne zu verweigern.

Eine 80-jährige Freundin sagte neulich zu mir:

"Nach dem Orgasmus bekommen ich und mein Partner jedes Mal eine depressive Verstimmung."

Für diesen Fall hatte ich ebenfalls einen Tipp aus der Frauenzeitschrift parat, den ich an meine Freundin weitergab:

"Auch bei sexuellen Erregungen unterhalb der Orgasmusschwelle kommt es zur Ausschüttung des Glückshormons 'Dopamin'. Ihr solltet euch daher auf die Stimulierung von erogenen Zonen beschränken, die unterhalb der Orgasmusschwelle liegen."

An ihrem 100. Geburtstag sagte meine Mutter:

"Noch nie in meinem Leben habe ich mich so wohl gefühlt wie heute."

Auch ich fühle mich in meinem 91. Lebensjahr besser als je zuvor, da du mir im Herbst des Lebens einen zweiten Frühling schenkst. Unsere 70-jährige Untermieterin nimmt täglich 15 Tabletten gegen alle möglichen Altersbeschwerden. Ich benötige kein einziges Medikament. Mein hoher Blutdruck hat sich durch den Gesundbrunnen unserer 'Duette der Lust' normalisiert. Daher konnte ich die blutdrucksenkenden Tabletten absetzen.

Da deine Eltern ebenfalls über 100 Jahre alt geworden sind und in der Medizin eine Formel existiert, mit der man die eigene Lebenserwartung aufgrund der Lebenszeit von Vater und Mutter berechnen kann, besteht für uns eine große Wahrscheinlichkeit, auch den 100. Geburtstag gemeinsam feiern zu können. Hierfür spricht noch ein zweiter Grund. In einer Studie britischer Wissenschaftler las ich:

Aufgrund des Jungbrunnens Sex haben sexuell aktive Menschen eine erheblich höhere Lebenserwartung als enthaltsam lebende Menschen.

Eine Umfrage bei 15-jährigen Mädchen ergab:

*Die sexuell aktivste Gruppe (37%)
hat bereits Geschlechtsverkehr. Die
durchschnittliche Lebensdauer der
Frau beträgt 83 Jahre, die durchschnittliche Häufigkeit des Geschlechtsverkehrs 2 mal pro Woche.
Die sexuell aktivste Gruppe der Frau-
en hat also durchschnittlich rund 7000
mal Geschlechtsverkehr. Etwa 10 Prozent der Frauen kommen bei jedem
Geschlechtsverkehr zum Orgasmus.
Man kann daher mit Sicherheit sagen:
Die sexuell aktivste Gruppe der Frau-
en erlebt im Verlauf ihres Lebens rund
700 Orgasmen beim Geschlechtsverkehr.
Auch unser 'Duett der Lust' erklingt
2 mal pro Woche. Dabei erleben wir
jedes Mal einen Orgasmus. Während
die sexuell aktivste Gruppe der Frauen
durchschnittlich im Verlauf von 68
Jahren 700 Orgasmen beim Geschlechtsverkehr erlebt, werde ich
mich an meinem 100. Geburtstag
dankbar an die rund 1000 Orgasmen
erinnern, die ich mit dir, mein Liebster, im Zeitraum von nur 10 Jahren
erleben durfte.
Ein halbes Jahr vor meinem 90. Geburtstag habe ich zwei Zeitungsinse-
rate veröffentlicht. Den Text des ersten Inserats kennst du, da unsere
Lovestory mit diesem Inserat be-
gann. Den folgenden Text des zweiten*

Inserats kennst du noch nicht:

'Seniorin im 90. Lebensjahr, ohne Erben, möchte ihre Villa testamentarisch gegen die Zahlung einer monatlichen Leibrente von 10 000 Euro vererben.'

Während ich auf das erste Inserat viele Zuschriften erhielt, da ich mein hohes Alter verschwiegen hatte, motivierte die Angabe meines hohen Alters im zweiten Inserat viele Immobilienmakler zu einem Antwortschreiben. Sie spekulierten darauf, die Villa nach dem zeitlich absehbaren Tod der Besitzerin günstig zu erwerben und danach durch ihren Verkauf einen grossen Gewinn einzustreichen.
Um meine Leibrente langfristig abzusichern, legte ich im Vertrag fest, dass die Rentenzahlungspflicht im Fall des Todes meines Vertragspartners auf die Kinder übergeht und schloss den Vertrag mit einem Makler ab, der 5 Kinder hat.
Aufgrund des Jungbrunnens unserer 'Duette der Lust' besteht eine hohe Wahrscheinlichkeit, dass mein Vertragspartner letztendlich der Verlierer und ich die Gewinnerin sein werde.
Am 24. Juli habe ich in der Bank 20 000 Euro von meinem Leibrentenkonto abgehoben und die Geldscheine

im Klavier, einem absolut sicheren Versteck, deponiert.
Gestern informierte mich meine Bank per E-Mail über die Gesamtsumme der bisher eingegangenen Leibrentenzahlungen: 120 000 Euro.
Wenn wir meinen 100. Geburtstag feiern, wird die Summe der bezahlten Leibrenten 1 200 000 Euro betragen. Da der Wert meiner Villa von einem Sachverständigen auf 400 000 Euro geschätzt wurde, habe ich dann im Zeitraum von 10 Jahren nicht nur 1000 Orgasmen mit dir erlebt, sondern auch den stattlichen Gewinn von 800 000 Euro eingestrichen.
Ich bin froh, dank dieser Leibrente stets eine gut gefüllte Reisekasse für uns zu haben. Heute fand ich hier im Hotel einen Katalog, in dem die luxuriösesten, über mehrere Kontinente verstreuten Wellnesshotels der Welt präsentiert wurden. Nach der Durchsicht des Katalogs kam mir plötzlich eine Idee, wie ich dir danken und zugleich unser gemeinsames Zukunftsprojekt pushen kann: den 100. Geburtstag aufgrund des Jungbrunnens unserer 'Duette der Lust' bei bester Gesundheit zu feiern.
Im nächsten Frühjahr machen wir zusammen eine Weltreise. Dabei lassen wir uns in den besten Wellnesshotels verwöhnen und verschönern.

Deinen Geburtstag feiern wir in San Francisco, meinen in Singapur. Auf dieser Reise machen wir unsere Spaziergänge nicht mehr am Rhein sondern an den Ufern von Missisipi, Amazonas, Nil und Jangtsekiang.
Das Motto dieser Reise lautet:

'Mit 90 Jahren in 90 Tagen um die Welt'

100 Küsse!

dein Schatz

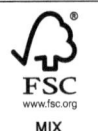